CONSIDÉRATIONS GÉNÉRALES

SUR

LES ÉTABLISSEMENS DES BAINS

DE NIEDERBRONN.

CONSIDÉRATIONS
GÉNÉRALES
SUR
LES ÉTABLISSEMENS DES BAINS
DE NIEDERBRONN
(BAS-RHIN);

DE L'URGENCE ET DE L'A-PROPOS DE LEUR COMPLÈTE RÉORGANISATION; DES MOYENS DE L'EFFECTUER, ET DES RÉSULTATS QU'ON EST EN DROIT D'EN ATTENDRE.

PAR REINER.

> Rien n'est plus essentiel dans un lieu où l'on vient prendre les eaux, que de procurer aux étrangers les moyens de se divertir agréablement, et ces moyens sont à peu près les mêmes partout où il y a des bains; savoir : des promenades, des jeux de hasard, des bals, des théâtres, etc.
>
> A. SCHREIBER.

STRASBOURG,
De l'imprimerie de F. G. LEVRAULT, imprimeur du Roi.
1826.

AVANT-PROPOS.

Plusieurs essais furent tentés à différentes époques, depuis le commencement de ce siècle, pour rendre aux bains de Niederbronn l'importance et la splendeur qu'ils avaient dû longtems à l'efficacité de leurs eaux ; mais l'indécision des projets, la plupart du temps aussi faiblement soutenus que légèrement conçus, devait rendre ces efforts infructueux, alors même qu'ils n'eussent pas échoué devant les difficultés de tout genre qu'une pareille entreprise rencontre dans les dispositions inopportunes du terrain, l'exiguité des moyens disponibles, et plus encore dans la divergence des opinions, presque toujours abandonnées à elles-mêmes et s'égarant alors nécessairement dans la détermination des modes d'exécution.

Cependant deux administrateurs, auxquels le Bas-Rhin se félicite de devoir plusieurs de ses institutions les plus utiles : M. le Marquis de Vaulchier et son successeur M. le Conseiller d'État Esmangart, ayant, à des époques assez récentes, témoigné la sollicitude la plus active pour la réorganisation d'un établissement dont leur esprit éclairé pressentait les importantes conséquences pour les provinces riveraines du Rhin, Niederbronn dut à ces heureuses dispositions quelques importantes améliorations et un commencement de retour de faveur de la part de la bonne société. En un mot, ces premiers encouragemens réveillèrent vivement l'intérêt que les Alsaciens n'avaient cessé de porter à la prospérité d'un établissement qui fut toujours pour eux l'objet d'une prédilection qu'on pourrait à juste titre appeler nationale. Sur l'invitation de M. de Vaulchier, les principaux habitans de Niederbronn s'empressèrent de se réunir en comité des bains, à l'effet de veiller plus intimement aux améliorations dont leur régime est susceptible, et bientôt Niederbronn, éclairé sur ses véritables intérêts, ressentit les heureux effets d'une réunion de ses notables toujours à même de fournir à l'Autorité les renseignemens qui peuvent éclairer ou seconder sa marche; mais il était réservé à M. le Conseiller d'État Esmangart d'entreprendre l'œuvre méritoire de leur entière restauration. Un système complet de réorganisation, applicable, non-seulement à l'établissement qui devait en attendre une nouvelle existence, mais encore à ses nombreuses dépendances, fut conçu : et les bases des opérations qui devaient l'effectuer, étant à peu près arrêtées, de nombreux projets furent dressés par l'architecte du département en conséquence des instructions de M. le Préfet, et leurs dispositions furent calculées selon diverses expositions et d'après les programmes les plus variés. Comme il n'entre pas dans notre plan d'exposer ici les difficultés qui peuvent entraver l'accomplissement d'une entreprise si long-tems retardée, il suffira de remarquer que le zèle de l'Administration ayant écarté les obstacles qui pouvaient provenir de la disposition des lieux, de la non-possession de terrains dont il est nécessaire de disposer, etc., et de plus ses soins éclairés s'occupant encore journellement de mettre fin aux retards qui naissent de l'insuffisance des ressources locales, les habitans de cette intéressante partie de l'Alsace se livrèrent enfin à l'espoir de voir s'accomplir une mesure qu'ils appelaient depuis si long-tems de tous leurs vœux.

Toujours empressés de concourir à ce qui pouvait accélérer d'aussi heureux résultats, MM. les membres du comité crurent devoir profiter du moment où la bienveillance de l'Administration et l'opinion publique semblaient se manifester le plus vivement en faveur de Niederbronn, pour présenter la situation de ses bains sous son véritable point de vue, et communiquer à ceux qui s'intéressaient à leur prospérité, quelques considérations sur l'opportunité actuelle de leur complète réorganisation, les moyens de l'effectuer, et enfin sur les résultats éminemment avantageux que le département pouvait s'en promettre.

C'est en se rendant à l'invitation du comité que l'auteur de cet opuscule entreprit de réunir quelques observations qu'il doit à la connaissance des lieux à celles que lui avait dès long-tems suggérées leur examen sous le rapport de leur destination future. Cependant, en se décidant à les produire au jour, il n'entend livrer au jugement de ses lecteurs qu'une notice fort succincte sur des localités devenues de nos jours l'objet du plus touchant intérêt. On se méprendrait donc, et sur l'intention de l'auteur et sur l'importance qu'on doit assigner à son travail, si l'on y cherchait autre chose qu'une simple réunion de renseignemens à l'appui des réclamations que cette intéressante contrée peut juger convenable d'élever pour obtenir à ses établissemens les secours et les développemens que leur situation réclame.

CONSIDÉRATIONS GÉNÉRALES

SUR LES ÉTABLISSEMENS

DES BAINS DE NIEDERBRONN.

> Rien n'est plus essentiel dans un lieu où l'on vient prendre les eaux, que de procurer aux étrangers les moyens de se divertir agréablement, et ces moyens sont à peu près les mêmes partout où il y a des bains; savoir : des promenades, des jeux de hasard, des bals, des théâtres, etc.
>
> A. SCHREIBER.

En adressant à nos concitoyens quelques observations sur les établissemens de bains en général ; en leur soumettant plus particulièrement celles que nous a inspirées la situation actuelle des bains de Niederbronn, notre intention n'est pas, tout en rendant justice à la rare et incontestable efficacité de leurs eaux, de rappeler les titres que ces sources salino-ferrugineuses peuvent avoir à la reconnaissance de l'humanité souffrante ; nous essayerons seulement de signaler à la patriotique sollicitude des habitans du Bas-Rhin l'heureuse influence que doit avoir sur la prospérité de ce département la restauration ou le rétablissement des bains de Niederbronn, sur une base plus large et d'après un système parfaitement adapté aux localités, aux besoins et aux convenances de tout genre d'un pareil établissement : c'est en un mot de leur restauration, sur un plan qui soit mieux en harmonie avec l'esprit de notre siècle, que nous prétendons plus spécialement nous occuper ici.

En démontrant l'urgence et l'à-propos d'une mesure éminemment avantageuse pour l'Alsace, nous pourrions aisément prouver que les intérêts dont nous prenons ici la défense, sont en même tems ceux de toute la partie nord-est de la France, dont les bains, presque généralement abandonnés à leurs propres ressources, deviennent de jour en jour moins susceptibles de lutter contre la prospérité sans cesse croissante (à leurs dépens) des établissemens analogues que nos industrieux voisins créent ou relèvent de toutes parts le long de nos frontières. Mais, sans nous arrêter à la discussion d'une question d'intérêt public que l'opinion, éclairée par l'évidence des faits, a depuis long-tems résolue, nous croyons devoir, en prenant les choses de plus haut, considérer dans l'état actuel de l'Europe l'établissement ou plutôt le rétablissement des bains comme une concession nécessaire faite aux nouveaux besoins des sociétés modernes, une conséquence naturelle de l'indépendance individuelle, rendue depuis la paix générale aux hommes de tous les rangs et de tous les pays, trop long-tems éloignés les uns des autres par l'esprit de parti ou retenus dans leurs foyers par les chances de la guerre.

Éclairés sur leurs vrais intérêts, désabusés de leurs préjugés nationaux et tous plus ou moins froissés par trente années de combats ou de dissensions civiles, nous les voyons, cédant au mouvement qui entraîne le siècle, chercher à multiplier, autant qu'il est en leur pouvoir, leurs rapports entre eux et leurs points de contact, en se réunissant sur un territoire neutre, comme l'est réellement celui des bains, qu'on peut, à juste titre, considérer comme de vastes et brillans caravansérails ouverts à tous les peuples.

Ce besoin de communication, que favorisent encore nos institutions nouvelles; cet esprit d'association que l'on porte aujourd'hui jusques dans les plaisirs, après en avoir éprouvé les avantageux résultats dans les affaires; ces dispositions sociables enfin, devenues communes à tous les esprits, semblent devoir particulièrement favoriser l'existence des bains, soit thermaux, soit minéraux, et généralement celle de toutes les institutions analogues qui auraient pour but de procurer aux hommes la santé, des distractions ou des jouissances nouvelles.

A ces motifs divers nous ajouterons encore la propagation des nouvelles doctrines médicales qui, toujours si judicieusement d'accord avec le goût du jour, mettent l'emploi des bains au premier rang parmi leurs moyens thérapeutiques, et doivent ainsi contribuer également à en rendre l'usage plus général.

On ne peut donc plus se dissimuler combien l'époque actuelle est convenable pour donner de l'importance et des encouragemens aux bains (quelle que soit la nature de leurs eaux), pour créer, en un mot, ou rétablir ces aimables retraites où la nature et l'art réunissant autour de nous tout ce qui peut charmer les sens ou séduire l'imagination, nous offrent à la fois les avantages des cités et les agrémens de la campagne. Aussi voyons-nous depuis quelque temps se multiplier en Suisse, en Italie, en Allemagne, partout enfin, excepté chez nous, et s'embellir, à notre grand détriment, une infinité de ces charmans établissemens qui, placés sous la protection d'Esculape, ne comptent cependant qu'un fort petit nombre de ses adorateurs parmi leurs nombreux et joyeux commensaux. [1]

C'est à la gracieuse aisance des habitations, à la beauté des sites qui les entourent, au doux aspect de la nature, dont le charme agit toujours plus ou moins sur l'homme; c'est enfin aux loisirs qu'on y goûte, à l'indépendance sociale dont on y jouit, que la plupart des lieux où l'on va prendre les eaux doivent ce que l'on est convenu d'appeler la vogue.

On ne saurait trop le répéter ici, si l'on veut se rendre raison de l'affluence des visiteurs à laquelle seule les établissemens de ce genre doivent leur splendeur, ce n'est pas aux vertus des eaux, quelque merveilleuses qu'elles puissent être, que la plus grande partie de ceux qui les fréquentent viennent rendre hommage : entraînés par la mode, le caprice ou leurs inclinations naturellement vagabondes, ou bien encore fuyant l'ennui ou les soucis qui les dévorent,

---

1 Lorsque les bains ont une certaine réputation, on porte généralement aux trois cinquièmes des personnes qui les fréquentent, le nombre de ceux qui n'y prennent pas les eaux; et l'on peut encore affirmer hardiment que parmi ces baigneurs la moitié au moins n'en fait usage que par ton, esprit d'imitation, et souvent aussi pour avoir un prétexte de venir aux bains ou bien encore une excuse pour y rester.

ils ne cèdent qu'à l'attrait du plaisir ; et alors même qu'ils viennent grossir la troupe bigarrée qui s'empresse chaque été autour de l'urne de quelque nayade en réputation, on les voit presque toujours rester fort indifférens au mérite des eaux qui s'en épanchent. Les grands se plaisent à y déposer le fardeau des honneurs, et, échappés au joug de l'étiquette, cherchent, en vivant par eux-mêmes, à jouir d'une existence et d'une félicité toute bourgeoise. Autour d'eux se pressent des désœuvrés de tous rangs et de toutes les contrées ; ajoutons-y encore un grand nombre de personnes de conditions diverses, mais que leur éducation et des connaissances aujourd'hui généralement répandues, rendent sensibles aux charmes d'une société brillante et variée, à la magie des beaux-arts et surtout aux beautés de la nature. Viennent ensuite bon nombre de savans, de négocians, d'artistes, d'employés et d'administrateurs grands et petits ; des rentiers, des propriétaires ruraux ; en un mot enfin, tous ceux qui, appartenant aux classes moyennes de la société, ont acquis, par leurs travaux ou leurs études, le droit de consacrer, de tems en tems, quelques semaines aux soins de leur santé ou à la satisfaction de leurs goûts dominans.

Ce concours de baigneurs et de visiteurs qui, de tous les coins de l'Europe, se rassemblent sur un même point, y établit par cela même de grands marchés ou plutôt de véritables foires perpétuelles. Le mouvement de la population et les ressources locales augmentant avec les développemens que reçoivent les différentes parties d'un tel établissement, l'intérêt bien raisonné des habitans les porte, à leur tour, à multiplier leurs efforts et les sacrifices qu'ils doivent faire à l'accroissement d'importance qu'acquièrent leurs demeures; et c'est ainsi que la prospérité progressive de toute la contrée devient une conséquence des améliorations que l'administration, d'accord avec les administrés, continue d'introduire dans le régime de l'établissement et dans les embellissemens qui s'y rapportent : heureux cercle de causes et d'effets, se reproduisant sans cesse pour le bonheur de la province dans laquelle on a su lui imprimer ce mouvement. On sait d'ailleurs que les nombreux essaims d'étrangers qui se rendent aux bains, visiteurs plus ou moins opulens, répandent leur aisance sur les lieux qu'ils fréquentent et y fixent nécessairement autour d'eux non-seulement les branches d'industrie dont ils peuvent consommer les produits, mais encore tous les plaisirs, les spectacles divers, les jeux de toute espèce qui se défraient et se soutiennent à leurs dépens par de continuelles contributions levées de façon ou d'autre sur les habitudes et les goûts de ces hôtes passagers. Ceux-ci, en les supposant isolés ou n'ayant que peu de rapports les uns avec les autres, ne pourraient certainement se procurer qu'à grands frais et dans des cités du premier ordre une faible partie des agrémens divers dont les bains un peu fréquentés leur offrent presque toujours la facile jouissance. C'est donc en mettant en commun leurs moyens respectifs et leurs mutuelles dispositions à se distraire, qu'ils parviennent à se procurer en plus grand nombre des amusemens dont personnellement chacun d'eux retire ensuite lui-même une plus grande part; et c'est ainsi que chacun, en ne cherchant d'abord que sa satisfaction personnelle, contribue nécessairement à celle des autres.

Pour ne citer qu'un exemple des avantages que la fréquentation des bains offre à ceux qui les visitent, supposons que le modeste rentier ou l'homme de lettres moins favorisé par Plutus que par Apollon, veuille passer quelques jours aux champs, ou bien encore que de graves magistrats, des hommes d'affaires auxquels d'importantes fonctions ou de profondes spéculations ne permettent qu'une courte absence, désirent sortir du cercle habituel de leurs occupations, Iront-ils à cet effet acheter une maison de campagne, modeste enclos dont la distribution, les aisances et l'exposition satisferaient difficilement à tout ce qu'ils en attendent....? Non, sans doute; ils préféreront se procurer, à peu de frais, une résidence selon leurs goûts, voire même un palais avec pleine et entière jouissance d'une suite de jardins anglais qui embrassent parfois une contrée tout entière; ils choisiront enfin une campagne ornée de tout ce qui peut flatter leurs désirs et dans laquelle ils peuvent aisément composer leur société comme il leur plaît : avantage dont jouissent rarement les véritables propriétaires. C'est à Baden, à Barrèges, à Spa, à Tœplitz, à Lucques, à Wiesbaden, etc., qu'ils viendront goûter tous les avantages de l'opulence, sans en avoir les embarras.

Cette manière de vivre devient même de nos jours tellement séduisante, que des souverains (qui ne sauraient avoir les mêmes raisons pour limiter leurs désirs) se plaisent assez fréquemment, en se confondant avec leurs sujets dans les douceurs de la vie privée, à tâter d'une existence toute paisible et contemplative..... On ne doit donc pas s'étonner, en voyant les habitans des contrées les plus éloignées (ceux du Nord principalement) rechercher avidement, sous un ciel plus doux, des jouissances nouvelles pour eux et des loisirs agréables qui sont à la portée des fortunes les plus médiocres.

N'est-il pas fort étonnant, alors que cette favorable tendance des esprits, devenue presque générale, semble protéger particulièrement de pareils établissemens; n'est-il pas étonnant, dis-je, que la France, sur toute la partie nord-est de son vaste territoire, ait un si petit nombre de bains thermaux ou minéraux à opposer à la brillante suite d'établissemens de ce genre que l'Allemagne, qui leur doit en partie son état prospère, développe avec orgueil le long de nos frontières? Amis des plaisirs et causeurs par excellence, les Français que leur caractère éminemment communicatif, l'élégance de leurs manières, autant que la facilité de leurs mœurs, ont placés à la tête des sociétés européennes, seraient-ils insensibles aux attraits que doivent avoir particulièrement pour eux ces véritables mais pacifiques congrès européens? Resteraient-ils seuls, parmi tous les peuples de notre vieux continent, étrangers au mouvement général qui entraîne les hommes vers quelque vallée solitaire devenue le rendez-vous de la bonne société, après avoir été long-tems le modeste refuge de nos infirmités!.... Hélas! la plus légère attention sur ce qui se passe autour de nous, laisse la triste certitude que ce n'est pas à l'indifférence de nos compatriotes qu'il faut attribuer l'abandon et par conséquent l'imminente décadence du petit nombre de bains qui, sur les frontières de l'est, se trouvent encore çà et là entretenus avec plus ou moins de négligence ou d'incurie. Les habitans des départemens voisins des Vosges (Lorrains, Alsaciens, etc.) ont, ainsi que ceux des provinces rapprochées des Alpes et des Pyrénées, une prédilection toute particulière pour le doux régime des bains; mais ils vont la satisfaire chez nos voisins qui, industrieux appréciateurs de leurs richesses minérales, veillent avec intelligence aux intérêts de leur florissante patrie et protègent, autant qu'il est en leur pouvoir, les entreprises qui servent à leur exploitation.

C'est en rendant hommage à la supériorité que les établissemens de la rive droite du Rhin ont évidemment sur les nôtres, que les Lorrains et les Alsaciens s'éloignent du sol natal et portent aux étrangers les fréquens tributs que leur font obtenir les soins délicats qui journellement encore président à l'administration de leurs bains. Les baigneurs et les visiteurs qui ont incontestablement le droit d'exiger que les lieux où ils se réunissent habituellement leur offrent au moins toutes les aisances de la vie sociale, devront-ils préférer ceux qui en sont absolument privés ou ceux dont les embellissemens extérieurs et les améliorations de régime intérieur sont entièrement abandonnés au goût et au tact de leurs pauvres habitans? Qui pourrait, lorsqu'une agréable dissipation est, comme on sait, une partie essentielle de la cure, ne pas céder à l'appât des plaisirs variés, à l'attrait des ressources de toute espèce, qu'une soixantaine de bains, plus brillans les uns que les autres, étalent au pied du Taunus [1] ou au fond des gorges du Schwarzwald et de l'Odenwald? Qui voudrait, quand l'admirable efficacité des eaux de Niederbronn ne lui en impose pas la triste obligation, préférer la monotone existence de ceux qui y sont forcément retenus à l'aimable séjour que leur promettent des bains aussi fréquentés que ceux de Baden, par exemple? Il est beau d'aimer le sol qui nous a vu naître; mais cette louable prédilection, naturelle à tous les hommes, les porte rarement à aller, sans nécessité, s'ennuyer patriotiquement aux lieux qui ne leur offrent aucun charme. Ce n'est donc point parce que notre sol se refuse aux créations nombreuses que le gouvernement du petit état de Baden se plaît à favoriser sur le sien; ce n'est pas non plus parce que nos montagnes, frappées de stérilité, retiennent dans leurs entrailles les trésors qui devraient féconder nos campagnes, que les étrangers dédaignent de les parcourir et que même nos concitoyens semblent répudier des sites peu connus et des lieux écartés dont les beautés ne sauraient être saisies qu'en se privant de toutes ces aisances de l'existence qui sont devenues de vrais besoins de nos jours.

Combien nos Vosges ne recèlent-elles pas de fontaines plus ou moins minérales, dont la réputation ne s'étend guère au-delà des lieux qu'elles arrosent...! Combien n'en est-il pas aussi qui apparaîtraient encore, si l'on consacrait à leur recherche une bien

---

1 Chaîne de montagnes au-dessus de Mayence, au pied de laquelle se trouvent les bains de Wiesbaden, Selters, Schwalbach, etc.

légère partie des encouragemens prodigués souvent à des essais bien moins intéressans....? Mais, sans nous occuper des établissemens qui sont à créer, ne pourrait-on du moins convenablement entretenir ceux qui existent, ceux enfin dont l'ancien renom est garant de celui qu'ils pourraient encore acquérir....? Serait-il au-dessus de nos forces ou hors de la portée de nos résolutions d'étendre les soins et la sollicitude de l'Administration supérieure sur un établissement intéressant, possédant déjà tous les élémens de prospérité, mais ne pouvant, dans son état actuel, parvenir jamais à les développer!

Les pénibles réflexions qui naissent de l'examen de cette question, sont particulièrement applicables à la situation actuelle des bains de Niederbronn, lesquels, bien que fort négligés et privés des agrémens qu'il est si nécessaire de répandre sur de pareils lieux, jouissent cependant encore d'une réputation qu'ils ne doivent qu'à leurs eaux, et se trouvent seuls, parmi les établissemens de ce genre, en position, par leur situation sur la frontière, de lutter avec quelque avantage avec les bains étrangers.

Malheureusement ces eaux minérales, qui pourraient devenir celles du Pactole pour toute la contrée où elles s'épanchent, attendent, depuis l'époque où le *peuple souverain* en détruisit les embellissemens (dus au dernier seigneur, M. le baron de Dietrich); attendent, dis-je, mais vainement jusqu'à ce jour, qu'une main protectrice y vienne seconder la nature en consacrant aux établissemens qui servent à leur exploitation, les secours qui semblent devoir si facilement leur rendre leur ancienne splendeur.

Les sources auxquelles Niederbronn[1] doit son existence et son nom jaillissent, comme chacun sait, sur le revers oriental des Vosges, dans une des parties les plus intéressantes que puisse offrir à notre admiration comme à nos observations, cette majestueuse chaîne qui sépare l'Alsace de la Lorraine. C'est au centre d'un vaste amphithéâtre que forment les croupes boisées de ces montagnes s'abaissant peu à peu en s'étendant vers la plaine, que se trouve le bourg dont les maisons généralement fort propres et bien bâties se groupent autour des fontaines minérales :

1 Niederbronn, chef-lieu de canton, est un bourg d'environ 2,300 habitans, à 9 lieues de Strasbourg, à 4 de Haguenau, 7 de Wissembourg, 6 de Bitche et 14 de Sarguemines. Ce bourg, d'abord fief de l'Empire, tenu par les landgraves (comtes provinciaux d'Alsace), fut concédé, en 1331, par Ulric dernier landgrave de la famille d'Œttingen, en arrière-fief à Jean et à Otton dynastes ou barons d'Ochsenstein. Par suite de cet arrangement, ces derniers relevèrent ensuite directement de l'Empire lorsque les landgraves de la maison d'Œttingen eurent, peu de temps après, résigné le landgraviat. En 1485, les formalités de l'investiture que les sires d'Ochsenstein recevaient de l'empereur, ayant été négligées lorsque cette seigneurie passa à Henri comte de Bitche et de Deux-Ponts beau-frère de George III dernier rejeton de la maison d'Ochsenstein, il en résulta que Niederbronn fut considéré comme un franc-aleu et vendu comme tel en 1526, par George fils de Henri à son cousin Reinhart. Amélie, petite-fille de ce dernier, ayant, en 1541, été mise en possession des terres allodiales qui devaient, à ce titre, lui échoir en partage, céda à bas prix Niederbronn qui s'y trouvait compris, à son oncle Jacob héritier du comté de Bitche et des autres fiefs de cette maison. Celui-ci les fit passer en 1570 aux comtes de Hanau ses petits-fils, princes auxquels Niederbronn dut l'entière restauration de ses établissemens déjà fort améliorés par Jacob. En 1586, Philippe comte de Linange-Westerbourg époux d'Amélie crut devoir poursuivre pour cause

un rideau de collines couvertes de vergers sépare seul de la grande et fertile vallée du Rhin son modeste territoire, et achève ainsi d'isoler complétement ce petit canton, où la nature prodigue de ses dons semble n'avoir laissé à l'art et à l'industrie humaine que le soin délicat de développer ses beautés. Peu de sites offrent, effectivement, le gracieux aspect que présente Niederbronn, vu des hauteurs qui s'élèvent entre cette commune et celle de Reichshoffen; son exposition est même telle, qu'un fort petit nombre de productions architectoniques, les moindres essais

d'outre-lésion, devant le tribunal suprême de l'Empire, la résiliation de la vente faite par sa femme; mais ce fut seulement en 1667 que cette question fut jugée en faveur de leurs héritiers. Sur ces entrefaites les comtes de Hanau s'étant avisés de se faire de nouveau donner l'investiture de la seigneurie de Niederbronn par l'empereur Léopold, afin de la faire reconnaître comme fief impérial, ce nouvel incident fit porter la cause devant la chambre aulique dont la décision se fit si bien attendre, que le conseil souverain d'Alsace eut le tems d'intervenir en 1709 et de prononcer un jugement confirmatif du premier rendu trente-huit ans auparavant.

Esther-Julienne, petite-fille de Philippe, ainsi rentrée en possession de Niederbronn, laissa par testament ses biens au baron de Sainclair son époux qui les transmit à son tour à la fille qu'il eut en secondes noces d'une comtesse de Lœwenhaupt. C'est de cette jeune héritière, qui en 1764, épousa le comte Adam de Lœwenhaupt, que le baron de Dietrich, stettmeister de Strasbourg, reçut cette seigneurie en échange d'autres propriétés. Ce digne magistrat s'occupait encore des améliorations et des embellissemens dont son esprit éclairé appréciait l'importance pour Niederbronn, lorsque la tourmente révolutionnaire, étendant jusques chez nous ses fureurs, vint soustraire ces lieux à sa protection et détruisit pour long-temps les élémens d'une prospérité naissante qu'ils devaient à ses soins.

de l'art pour donner quelque élégance à la rustique apparence de ses édifices, suffiraient probablement pour offrir à l'œil un charmant tableau dont le cadre, naturellement déterminé par la belle disposition des environs, ne saurait être choisi plus heureusement pour en faire ressortir les moindres effets.

En considérant Niederbronn sous le rapport des avantages industriels et commerciaux que cet endroit ne doit qu'à sa favorable situation à l'entrée d'une vallée aussi industrieuse que pittoresque (au débouché d'une des principales communications de l'Alsace avec la Lorraine), ne doit-on pas croire qu'un tel établissement réunît toutes les conditions qui peuvent lui faire atteindre le plus haut degré de prospérité, alors même que l'étonnant volume et l'incontestable énergie de ses eaux minérales[1] ne lui eussent pas obtenu une vogue méritée ?

---

1 Leur source, qui jaillit au milieu de la promenade, fournit par minute à peu près 245 litres d'une eau minérale saline et martiale, dont la température varie de 13° à 15° R., et qui marque 1° à l'aréomètre de B. Une livre ou un demi-kilogramme de cette eau contient, selon l'analyse faite en 1809 par MM. Gerboin et Hecht :

	Grains.		Grammes
Muriate (hydrochlorate) de soude.......	33,30	—	1,80.
Sulfate de chaux......................	0,18	—	0,10.
Carbonate (surcarbonate) de chaux......	0,90	—	0,45.
Idem *idem* de magnésie...	0,42	—	0,21.
Idem *idem* de fer	0,15	—	0,07.
Muriate (hydrochlorate) de magnésie....	3,60	—	0,19.
Idem *idem* de chaux......	5,90	—	0,31.

NB. On n'a pas tenu compte d'une petite quantité de gaz acide carbonique libre, tenant les carbonates en dissolution dans les eaux de la source mais se dégageant en bulles au contact de l'air. On trouvera à la fin un tableau comparatif des différentes analyses faites jusqu'à ce jour.

C'est aux fortes parties de sel qui minéralisent les eaux et sur-

Jamais pays n'offrit aux études du peintre, aux observations du naturaliste, aux recherches de l'érudit et bien plus encore aux méditations du sage, un champ plus vaste et une plus heureuse réunion de tout ce qui peut intéresser l'esprit ou séduire l'imagination. C'est dans cette partie des Vosges qui étend

---

tout à la nature généralement alcaline ou magnésienne de leur base, qu'il faut attribuer leurs qualités apéritives, purgatives diurétiques et cependant toniques. Nous n'essayerons pas ici d'indiquer les nombreuses affections que l'usage interne ou externe de ces eaux semble plus particulièrement destiné à combattre avec succès, parce que nous nous proposons de développer ce sujet dans la partie médicale d'un travail plus étendu sur Niederbronn, qui doit incessamment paraître. Nous remarquerons seulement que les heureux effets qui résultent de la fréquentation des bains de Niederbronn, proviennent principalement de l'action laxative que les eaux exercent sur l'appareil digestif: action qui tend par cela même à faire disparaître avec leurs causes les diverses irritations, inflammations et autres symptômes pathologiques résultant de congestions qui auraient pour siége une partie quelconque des viscères.

Cette action directe sur les premières voies étend naturellement sa salutaire influence sur les secondes, et embrasse ainsi dans ses effets la plus grande partie de nos maladies, puisqu'elle agit plus ou moins immédiatement ou médiatement sur les fonctions les plus intéressantes de notre organisation.

Ce qui rend encore ces bains d'un usage si général, c'est que l'action débilitante résultant des effets purgatifs dont nous venons de parler, s'y trouve en même temps combattue par les propriétés fortifiantes et toniques que ces eaux doivent à leurs minéralisateurs, les sels martiaux s'y trouvant réellement dans des proportions admirablement combinées par la nature pour contrebalancer les effets nuisibles d'un traitement purement purgatif.

On conçoit aisément ce qu'un pareil agent, sagement administré par l'expérience unie à la science, peut produire d'étonnans et favorables résultats sur les nombreuses infirmités de l'espèce humaine.

vers Niederbronn ses crêtes majestueuses, parmi les rochers qui en couronnent les cimes, que l'œil découvre souvent encore avec surprise les gigantesques débris de l'autel du Druide ou la grossière image de quelque divinité celtique[1]; souvent aussi les restes encore visibles du camp des Barbares ou du *Vallum* des guerriers de Rome[2], prolongés le long des pentes les moins escarpées, viennent se perdre dans l'épaisseur des bois parmi les traces tout aussi douteuses de quelques lignes plus modernes. Plus loin on distingue à travers le feuillage les créneaux d'un vieux

1 Des restes informes de monumens réputés celtiques ont été rencontrés sur plusieurs points autour de Niederbronn, entre autres sur le *Wintersberg;* des retranchemens analogues à ceux que M. le professeur Schweighæuser attribue aux plus anciens habitans connus de notre patrie, se trouvent aussi derrière *Wasenbourg* sur le *Riesenberg.*

2 De nombreux monumens du séjour des Romains en ces lieux ont été trouvés, à différentes époques, à Niederbronn ou dans son voisinage; ils suffiraient pour prouver le prix que les maîtres du monde mirent à la possession de ses fontaines, si l'on ne savait depuis long-tems l'intérêt que ces intelligens conquérans portaient à cette espèce d'établissemens sur tous les points de leur vaste empire. La belle et célèbre inscription du Wasenbourg (voyez *Rœslin, cap. XI, pag.* 162; *Schœpflin, Alsatia illustrata, t. I,* §. 5, *pag.* 447; *Herz., lib. III, pag.* 53); les traces de leur camp, s'étendant encore visiblement sur le penchant du *Heydenberg;* les vestiges de thermes retrouvés en 1786 près de la cense du *Riesacker* (*Oberlin, Annuaire d'Alsace, année* 1787); les nombreuses médailles trouvées dès le 16.e siècle dans ces contrées (*Rœslin, cap. X, pag.* 111), et plus encore le beau pavé antique signalé par Rœslin et retrouvé cette année-ci lors de la construction de la nouvelle route (mais toujours à une profondeur de sept à huit pieds sous le sol actuel): sont des preuves incontestables de l'importance que ces lieux avaient acquis dès les premiers siècles de l'ère chrétienne.

castel [1] dont les pittoresques tourelles que recouvre le lierre, furent peut-être jadis le séjour de la galanterie et de la vaillance. Si l'on abaisse enfin ses

1 Une infinité de vieux châteaux s'élevaient jadis sur le sommet des montagnes du *Wasgau* (district des Vosges proprement dites sous les rois de la première race), dont le château de Wasenbourg, selon les uns, ou la ville de Wœrth, selon les autres, était anciennement le chef-lieu. Ce district de la France orientale, comprenant les Vosges depuis Saverne jusqu'à Wissembourg, est encore de nos jours connu sous cette dénomination franque.

Les ruines les plus rapprochées de Niederbronn sont celles des châteaux de Wasenbourg, Ziegenbourg, Armsbourg, Lichtemberg, Ramstein, Waldeck, Falkenstein, Hohenfels, les deux Windstein, Schœneck, Wineck, Arnsberg, Wasenstein, Lüzelhard, Blumenstein, Freudsberg, Fleckenstein, Lœwenstein, Hohenbourg, Vegelbourg, etc.

L'éloignement où la plupart des anciennes demeures de nos preux se trouvent des villages, qui malhéureusement ne s'élèvent que trop fréquemment à leurs dépens, a contribué probablement à conserver à ces héroiques débris du bon vieux têms les formes pittoresques et la curieuse construction qui avaient échappé aux fureurs de la guerre; aussi voit-on, surtout depuis quelques années, beaucoup d'artistes empressés d'enrichir leurs cartons des compositions gracieuses et nobles tout à la fois, que leur présentent ces ruines. C'est à la muse romantique de Walter Scott, à la sombre imagination d'Anne Radclif, qu'il appartiendrait surtout de s'inspirer en ces lieux. La nature, vierge encore au sein de ces montagnes, n'y a pas encore entièrement, comme dans tant d'autres provinces, subi le joug d'un déplorable système de défrichement et de coupes perpétuelles, auquel nos forêts devront incessamment leur entier déboisement. L'extrême largeur de la chaîne des Vosges, à la hauteur de Niederbronn, a conservé à leurs profondes vallées leurs richesses végétales et leurs beautés encore sauvages; aussi l'aspect de cette partie des Vosges, le style des monumens qui s'y rencontrent, tout, jusqu'aux mœurs locales, tend à nous rappeler les siècles de fer de la féodalité,

regards vers quelque solitaire vallée, il n'est pas rare non plus de les arrêter sur les ruines vénérables d'un gothique monastère, élevé au milieu des rochers ou

---

tems héroïquement barbares, où les vertus, ainsi que les vices se manifestaient avec une sublime grandeur ou se développaient avec une rudesse dont nos contemporains n'égaleront jamais l'originale énergie. Comme l'existence raisonnée des sociétés modernes n'a pas encore, à bien dire, pénétré au cœur de ces montagnes, une race de montagnards pauvres quoiqu'industrieux, et simples autant que crédules, continue d'habiter ces bois que la sublime raison, peut-être pour le salut des poëtes, n'a pas encore désenchantés en leur enlevant leurs loups garoux et mille autres êtres merveilleux qui les hantaient. Non-seulement maint vieux donjon a conservé ses fantômes et est, comme autrefois, la retraite favorite des lutins et des hiboux; mais quelques cavernes écartées sont encore l'asyle révéré des fées protectrices, et nous pourrions enfin nous-mêmes rappeler plus d'une touchante légende dont le récit naïf se rapporte à quelqu'une des pieuses retraites qui se trouvaient non loin de Niederbronn.

C'est dans une telle contrée qu'il est doux de rêver aux hauts faits d'autrefois : c'est seulement alors que l'imagination, libre de toutes entraves, se plaît à remonter aux temps où cette partie de l'Austrasie (plus célèbre ensuite pendant les siècles les plus glorieux de l'Empire) fut, sous les empereurs de la maison de Souabe et sous ceux de Habsbourg, le théâtre d'une grande partie des événemens les plus importans de l'histoire d'Allemagne. Aussi ne craignons-nous pas d'être démentis, en assurant que nulle part sur un aussi petit territoire, il ne fut livré autant de combats, que s'en livrèrent jadis dans le Wasgau les plus puissans seigneurs de l'Allemagne : les ducs de Deux-Ponts, de Bitche et de Lorraine, les comtes palatins, ceux de Linange, d'OEttingen, de Lichtemberg, de Hanau, etc., dont, par un singulier hasard, les possessions se touchaient précisément dans ces cantons. Ces hauts et puissans seigneurs, un grand nombre de hobereaux et en général les meilleures maisons d'Alsace, parmi lesquelles on distinguait les dynastes de Falkenstein, de Fleckenstein, les

réfléchissant dans les eaux d'un torrent sa pieuse enceinte, aujourd'hui déserte.[1]

Qui pourrait, à moins que le ciel, lui refusant toute sensibilité, ne l'ait assimilé à ces bonnes gens qui ont le malheur de ne voir que du *bois* dans une forêt et des *pierres* dans une ruine; qui pourrait, disons-nous, découvrir de toutes parts les bizarreries de la nature, au milieu de ses plus riches productions; trouver les merveilles de l'industrie des

---

Eckbrecht de Durckheim, les sires d'Ochsenstein, de Hohenfels, d'Armsbourg, d'Oberbronn, etc., formaient en grande partie cette guerroyante corporation de la noblesse immédiate du Wasgau, la plus brave, dit-on, mais aussi la plus turbulente du St Empire romain. Si, pour apprécier dignement leurs prouesses, on se résigne à déchiffrer nos vieilles et poudreuses chroniques, on peut voir, dans celles de Herzog et de Kœnigshoven ce qu'il en advint aux villes commerçantes des bords du Rhin d'un tel voisinage; mais nos vieux annalistes, en rapportant les fredaines des preux du Wasgau envers les bons bourgeois de Seltz, de Wissembourg et surtout à l'égard des citoyens de Haguenau et de Strasbourg (*Kœnigshoven, cap. V; Herzog, cap. VIII et IX*), n'oublient pas d'indiquer également combien nos compatriotes brûlèrent de châteaux dans le Wasgau et combien de fois ils se permirent aussi d'en pendre les habitans. Quoi qu'il en soit, le souvenir de quelques-uns de ces terribles guerroyeurs, plus aventureux ou plus heureux que les autres, est devenu populaire dans cette partie du Bas-Rhin, comme dans le Palatinat; et les incursions du *noir Hartwich* (un Durckheim) et du *comte noir* (Louis de Deux-Ponts), ainsi que les romanesques expéditions de François de Seckingen, sont encore de nos jours le sujet des chants ou des contes merveilleux de nos montagnards.

1 Non loin de Niederbronn étaient autrefois les monastères de Neubourg (fondé en 1121), de Sturzelbrunn (fondé en 1143) et de S.[e] Walpurge (en 1174), tous dévastés dans la révolution et presqu'entièrement démolis aujourd'hui.

hommes[1], si près des impassibles monumens de leur histoire et ne pas témoigner quelqu'intérêt à des lieux qu'on ne peut parcourir sans y rencontrer presqu'à chaque pas les traces mystérieuses des anciennes révolutions de notre patrie?

---

1 A l'exception de la vallée de Liepvre et de celle de Schirmeck, il n'est pas de canton des Vosges où l'exploitation de leurs produits minéraux soit aussi active. Niederbronn, située au milieu d'une contrée extrêmement riche en fer, est entourée de toutes parts de nombreuses usines qu'alimentent les divers minérais de ce métal et qui presque toutes sont activement employées à lui faire subir les différentes préparations qui le rendent ensuite applicable à tous nos besoins. Enlevés à leurs occupations habituelles, les citadins que le besoin de distraction ou de soulagement conduit en ces lieux, y trouveront donc de nombreuses occasions d'utiliser leurs loisirs en étudiant les ingénieux procédés qui secondent si heureusement la puissance de l'homme, et pourront, en recueillant ainsi des notions intéressantes, trouver à employer utilement le temps qu'ils sacrifieraient à leurs plaisirs ou au soin de leur santé.

Dans toutes les directions en s'éloignant de Niederbronn, on rencontre, en remontant les torrens qui suivent les détours des vallées, un grand nombre de scieries, des papeteries, des martinets, des aiguiseries, fonderies etc., à peu de distance les uns des autres. De temps en temps l'on trouve aussi réunis sur un même point les différens édifices qui dépendent d'un même établissement et qui forment ensuite, autour de l'usine principale, d'immenses et curieux villages : arsenaux bruyans où Vulcain semble avoir établi son empire. Les usines établies à Niederbronn même, au Jægerthal, à Schœnau, au Bærenthal, à Moutershausen, Reichshoffen, Oberbronn, Zinsweiler etc., sont particulièrement célèbres et se trouvent toutes à une distance de Niederbronn telle qu'on puisse facilement y revenir coucher, après les avoir visitées.

Ne sommes-nous pas tous à peu près curieux de suivre des travaux que le cours habituel de nos occupations nous rend absolument étrangers dans nos cités? Ce métal qui se trouve

Cependant quelqu'enchanteurs que puissent paraître les sites variés, qu'offre une contrée qu'embellit encore le charme des souvenirs qui s'y rattachent, ces lieux sont peu fréquentés ; à peine y voit-on pénétrer de tems en tems des artistes qui viennent

---

partout sous nos mains, on se plaît à le voir extraire des entrailles de la terre, puis couler en lave étincelante, ou gémir enfin sous l'énorme martinet qui, toujours en mouvement au fond de ces vallées solitaires, en ébranle sans cesse les parois. Plus loin, le bruit des boccards, l'aigre sifflement des aiguiseries se confondent avec les coups précipités du foulon ou se mêlent aux gémissemens des flots qui se brisent contre leurs roues écumeuses. Souvent ce n'est pas sans éprouver une agréable surprise que l'œil distingue la blanche habitation du meunier ou les magasins d'une scierie parmi les sombres hangars et les ateliers poudreux des usines voisines. Parmi celles-ci, une seule est consacrée à la fabrication du verre (la verrerie de Saint-Louis au Müntzthal); mais elle est, à juste titre, célèbre dans toute l'Europe.

L'industrie, armée de tous les secours qu'elle doit à la science, ne s'est pas seulement emparée du fond des vallées; les montagnes les plus écartées sont encore le théâtre de son admirable activité. De toutes parts on y travaille le bois de hêtre et le chêne qui les garnissent ; de vastes charbonnières en réduisent une partie en brandons, tandis que le grès (très-beau dans ces cantons), arraché du roc qui forme le noyau de ces montagnes, va contribuer au loin à l'embellissement de nos cités ou sert à la construction des censes, des métairies et des villages qui commencent à se multiplier dans les Vosges. Si nous tournons nos regards vers la plaine, nous verrons régner la même activité dans toutes les communes qui se suivent le long de la montagne. Dans les unes (Niederbronn, Uhrweiler, Zinsweiler, Reichshoffen, Mietesheim, Kutzenhausen, Griesbach, Gœrsdorf, Gumbrechtshoffen, etc.), c'est un minérai plus ou moins riche de fer granuleux ou amorphe qu'on recueille pour le fondre ensuite; dans d'autres c'est l'asphalte que l'on extrait du sein de la terre (Soultz, Waldsborn, Lampertsloch, Lobsann) ; plus loin l'on procède à la fabrication en grand des sels minéraux

y chercher de nouvelles inspirations. Plus fréquemment encore c'est un antiquaire dont le zèle brave tous les obstacles, ou bien quelques chasseurs infatigables, qui se hasardent au fond de ces silencieuses forêts. Mais n'accusons du peu d'intérêt qu'inspirent jusqu'à présent les environs de Niederbronn, que les difficultés qui s'opposaient jusqu'ici à leur exploration. Nous mettrons en première ligne, parmi ces obstacles, l'impossibilité de se procurer un *cicerone* intelligent et l'absence de toute notice descriptive ou historique qui puisse du moins nous guider dans nos courses en nous rappelant les traditions populaires et les faits historiques, qu'il est toujours si intéressant de rapporter aux lieux mêmes qui en furent le théâtre.

Si, dépouillée même des charmes qu'elle aurait pu emprunter des réminiscences historiques ou romantiques, cette intéressante partie des Vosges est rarement visitée par ceux qui ne se plaisent à parcourir que les lieux dont on leur vante d'avance les beautés, il doit être encore plus rare de voir les sociétés diverses, qui se forment aux bains, entreprendre quelques parties

---

(vitriol, sulfate de fer, activement exploité depuis long-tems à Gœrsdorf, Gundershoffen, Mietesheim, etc.), que réclame le commerce, et ceux enfin que l'on destine à notre table (hydrochlorate de soude) s'obtiennent à Soultz, par des procédés qui ne laissent pas d'être infiniment curieux. Indépendamment de la houille déjà exploitée avantageusement à Lobsann, quelques indices de charbon de terre reconnus sur plusieurs points des environs de Niederbronn (Bischweiler, près du *Schmelzbrünnlein*, etc.), peuvent aussi peut-être y faire un jour entreprendre l'exploitation d'un combustible dont l'Alsace et principalement les nombreuses usines du Wasgau, ressentent si vivement la pénurie.

de plaisir dans une contrée éminemment pittoresque, il est vrai, mais qui n'a jamais été, comme celle qui entoure Baden, l'objet des soins particuliers ou de la faveur du Gouvernement. Vainement chercherait-on dans ces bois un banc, une cabane rustique ou quelqu'autre abri tutélaire ; il ne s'y trouve ni hôtellerie pour s'y reposer, ni même de cabaret pour s'y rafraîchir, et l'on aurait autant de peine à découvrir un sentier un peu uni sur la croupe des montagnes, qu'on en aurait à trouver au fond des vallées une route qui (à l'exception de celle qui mène en Lorraine par Bitche) fût praticable pour les voitures. Les promenades intérieures sont à peu près nulles, sauf une plantation assez mal exécutée autour des sources; les autres localités consacrées à l'usage de leurs eaux et les dispositions qui présidaient jusqu'à présent au traitement qu'on y suit, ne repondaient guère mieux à l'idée que les baigneurs avaient quelque droit d'en concevoir. Ce qui s'y trouve encore de passable est d'une époque fort antérieure à celle où nous vivons, au point que les eaux que l'on boit continuent de couler de la même pyramide que Philippe de Hanau y fit établir en 1593, et se réunissent, comme autrefois pour servir en bains, avec d'autres eaux dans un antique bassin, qui promet de braver encore durant longues années le tems qui l'a respecté jusqu'à présent. Mais ce qui doit donner la juste mesure des soins auxquels il doit sa conservation, c'est que depuis 232 ans on n'en avait plus opéré le curage, exécuté enfin, par les soins des autorités locales, pendant l'été dernier. Depuis la fin du 16.e siècle, époque à laquelle Niederbronn avait retrouvé son antique splendeur sous la domination des comtes de Hanau, ses bains et leurs diverses dépendances commencèrent à décliner [1]. Les bâtimens destinés au public, la grande auberge, l'hospice et quelques autres monumens de la munificence de ces nobles protecteurs, disparurent successivement et avec eux les agrémens que les baigneurs se plaisaient à y rencontrer depuis si long-temps.

Ces lieux ne sont plus même aujourd'hui ce qu'ils étaient encore à la fin du siècle dernier, lorsque M. le baron de Dietrich y eut de nouveau, mais précairement, fixé les plaisirs et rappelé la gaieté. Les bains de Niederbronn, alors fréquentés par les habitans des deux rives du Rhin, furent quelque temps pour ceux de Baden ce que depuis ces derniers, remis en vogue par le congrès de Rastadt, devinrent à l'égard de ceux-là.

---

1 Selon Klüber (*Beschreibung von Baden*, vol. I, pag. 103), les bains, long-tems indispensables aux peuples chez lesquels l'usage du linge était fort restreint, commencèrent à perdre de leur importance, quand, au 16.e siècle, les vêtemens devinrent plus commodes. L'invasion des affections vénériennes, vers le milieu du même siècle, dut aussi, selon lui, diminuer parmi les hommes l'habitude si généralement et depuis si long-tems répandue des bains publics; car cet usage devait favoriser la propagation d'une pareille peste, contagieuse surtout quand la peau se trouve ainsi dilatée. Leur entière décadence ne fut cependant décisive que lorsque le feu des dissensions religieuses eut embrasé toute l'Europe au 16.e siècle. Les chances variées de la guerre de trente ans firent alors définitivement abandonner les bains, qui fleurissaient encore à cette époque dans les provinces du Rhin principal et malheureux théâtre de la lutte opiniâtre que les Allemands, les Suédois et les Français soutenaient alors avec des succès fort inégaux.

Mais bientôt les établissemens de son seigneur éprouvèrent le sort des autres établissemens *féodaux* à cette époque. Les édifices qu'avait fait élever M. de Dietrich, désertés dans ces tems de troubles, furent ensuite aliénés, et les belles allées de tilleuls dont il avait orné le centre du bourg (seule promenade dont les baigneurs aient encore maintenant la jouissance), négligées, puis détruites, furent enfin remplacées par des platanes mal choisis qui continuent de végéter dans l'état le plus misérable.

Vainement à une époque plus rapprochée de nous (1811) M. de Lezay-Marnésia (dont le nom se rattache à la plupart des créations avantageuses à notre province) fit-il défricher un assez grand espace au pied du Wasenberg et essaya-t-il d'y établir des bosquets.... Leurs charmilles devenues sauvages après la mort de ce digne magistrat, métamorphosèrent insensiblement ces jardins, contre l'intention de leur créateur, en véritables labyrinthes.[1]

Comme nous ne voulons pas nous étendre davantage sur l'affligeant tableau que présente la décadence d'un établissement auquel il serait si facile de rendre tous ses charmes, nous nous contenterons de remarquer que les bassins des deux sources ont à peu près seuls échappé aux désordres et aux nombreux changemens dont ces lieux furent témoins. Mais, s'ils n'ont pas éprouvé de graves dégradations, ils le doivent à l'extrême solidité de leur encaissement, encore visi-

1 Les allées viennent d'en être élaguées et retaillées par les soins de l'administration locale, qui est dans l'intention de les prolonger jusqu'au château de Wasenbourg, aussitôt que le propriétaire de cette intéressante ruine en aura donné l'autorisation.

blement empreint du caractère de grandeur que les Romains donnaient à leurs admirables ouvrages. C'est autour de ces bassins que s'étend la promenade dont les arbres dépérissent évidemment sur un terrain naturellement marécageux par suite des infiltrations minérales de la source. Croirait-on que les environs de ce point de réunion des baigneurs et des buveurs puissent à peine leur offrir un refuge contre la pluie, ou du moins leur prêter contre le soleil un abri que ces maigres platanes ne peuvent de long-tems leur promettre? Non-seulement il ne s'y trouve ni édifice public ni retraite couverte, mais l'œil n'y rencontre même aucune masse de verdure qui puisse y récréer la vue ou du moins dérober aux promeneurs le singulier aspect du terme habituel de leurs courses; non que nous prétendions jeter ici quelque défaveur sur un pareil établissement, nécessaire à Niederbronn plus que partout ailleurs et dont on ne saurait même blâmer la convenable proximité du lieu où l'on débite l'eau; mais dont il nous semble que le sentiment de convenances doit au plutôt chercher à masquer la longue façade, ne fût-ce que pour éviter aux baigneurs le souvenir de l'étonnante efficacité des eaux. En face de cette espèce de temple modestement élevé à la plus exigeante des divinités de l'Olympe, l'impérieuse Nécessité, se trouve non loin de la source, le second monument d'utilité générale, partageant avec le premier l'avantage d'être en ce moment les seuls édifices expressément consacrés au public à Niederbronn. Nous remarquerons en passant que ce bâtiment est une propriété particulière qui, en défaut de sa distribution intérieure et des dégradations qu'elle a éprouvées, sert à la fois de café, de restaurant, de salle de danse, de jeu, de cabinet de lecture et d'estaminet. Si nous joignons aux désavantages sans nombre de cette incomplète organisation, les désagrémens qui résultent pour les étrangers du petit nombre d'hôtelleries convenables et l'absence totale de bains publics régulièrement organisés[1], il ne faut plus s'étonner si le mérite de Niederbronn, à peu près restreint à celui de ses eaux, ne trouve qu'un petit nombre d'appréciateurs.

Aussi long-tems que plongés dans une égale barbarie, tous les établissemens de ce genre ne durent leur renom qu'aux seules vertus de leurs eaux, Niederbronn, qui n'était guère plus mal entretenue que ses rivales, partagea non-seulement leur vogue, mais obtint souvent même une certaine prépondérance sur elles. Mais lorsqu'au commencement de ce siècle nos voisins, mieux avisés que nous, commencèrent à embellir les lieux vers lesquels il était de leur intérêt d'attirer la foule : il en résulta que ce gothique établissement dont le régime demeurait stationnaire,

---

1 L'obligation où se trouvent ainsi la plupart des baigneurs de loger chez les particuliers et de prendre les bains dans leur chambre, doit naturellement avoir de grands inconvéniens pour eux, parce qu'elle les blesse dans leurs goûts et dans leurs habitudes; car si parmi les habitans, généralement peu aisés, il en est plusieurs qui peuvent offrir de jolis logemens et toutes les aisances d'une maison bien montée, le plus grand nombre bien que fort disposé à faire tout ce qui pourrait contribuer à rendre le séjour de Niederbronn agréable à ses hôtes, ne peut encore se hasarder à employer en nouvelles bâtisses et en décors, des sommes dont l'affluence des baigneurs ne lui assure pas la rentrée.

dût naturellement décheoir dans l'estime publique. Les étrangers cessèrent de le fréquenter et les indigènes même cherchèrent insensiblement ailleurs les agrémens de tout genre, les plaisirs variés dont vingt autres bains commençaient à leur offrir la séduisante réunion. C'est ainsi que le nombre des hôtes de Niederbronn se réduisit à peu près à la triste caste des impotens que la rare énergie de ses eaux (l'emportant sur les dégoûts attachés à leur usage) obligeait bon gré mal gré à en visiter les sources. Or, chacun sait que cette espèce d'hôtes est la moins propre à animer des lieux dont rien d'ailleurs ne leur rend le séjour supportable; aussi les voit-on d'ordinaire s'empresser d'en abréger la durée : souvent même, après avoir rétabli leur santé en regrettant le temps qu'il leur en coûte, ils n'attendent que l'*exeat* du docteur pour aller la compromettre de nouveau dans quelque bain célèbre où le besoin de dissipations agréables conduit leur convalescence. Ceux qui n'ont pas de soulagement à espérer de l'usage de ses eaux s'arrêtent encore bien moins à Niederbronn. Ils y viennent dîner ou passer la soirée et s'éloignent bientôt de cette intéressante contrée, en regrettant que l'art n'y ait pas fait un meilleur emploi des dons que la nature semblait s'être plue à y répandre. Quant aux personnes accoutumées à mener un grand train dans de pareils lieux, celles qui se plaisent sur une scène bruyante ou veulent une grande variété dans leurs distractions, elles vont les chercher au-delà du Rhin; car Niederbronn, comme nous venons de l'observer, ne possède malheureusement aucun des attraits auxquels est généralement sensible l'espèce d'hommes qu'il lui serait le plus avantageux de fixer près de ses sources[1] : ceux qui, portant partout la soif des plaisirs et les exigeances du luxe, répandent nécessairement autour d'eux l'or qui peut seul vivifier les réunions humaines en créant et soutenant leur industrieuse activité. Que viendraient-ils faire à Niederbronn, ces grands personnages de la cour, ces grands seigneurs de la banque et toutes les autres notabilités sociales soit honorifiques, soit financières, que leur fortune met à même de n'écouter que leurs penchans ou leurs caprices?

Ce n'est donc qu'en relevant les bains de Niederbronn à la hauteur des autres établissemens de ce genre, en les entourant de tous les accessoires et dépendances convenables de nos jours, que l'on doit espérer y rappeler les hautes classes de la société, qui seules peuvent, comme nous l'avons remarqué plus haut, donner aux bains la vogue qui fait leur fortune et communiquer à la société qui s'y rassemble cette impulsion créatrice, qui est l'ame de semblables réunions, mais qui manque encore à celle de Niederbronn.

---

1 Pour donner une preuve sans réplique de la grande influence que la composition de la société qui fréquente les bains a sur les avantages qui en résultent pour ces établissemens, nous citerons Baden qui comptait, en 1824, à peu près 10,000 visiteurs, dont le haut rang et la fortune font évaluer approximativement la dépense de 5 à 6 millions; tandis que les 400 à 500 baigneurs qui, année commune, viennent à Niederbronn, n'y laissent à peu près qu'une soixantaine de mille francs. La raison de cette grande inégalité d'évaluation est facile à saisir : les commensaux de Niederbronn n'y restent que pendant leur cure et n'y conduisent guère de suite; ceux de Baden, au contraire, y mènent grand train et se plaisent généralement à y prolonger leur séjour.

Jamais assurément moment ne fut aussi favorable pour une telle entreprise, car non-seulement personne ne méconnaît les avantages qui en résulteraient pour la France, mais on apprécie encore généralement aujourd'hui la nécessité où cette puissance se trouve, de s'opposer à l'exportation de son numéraire : directe et fâcheuse conséquence de l'émigration annuelle de la partie la plus aisée de ses sujets. Les hommes d'état qu'elle a vus depuis quelque tems à la tête de son administration intérieure, n'ont-ils pas tous reconnu qu'il est de son intérêt d'attirer vers notre territoire cette mouvante population du Nord continuellement entraînée vers le Midi, mais s'arrêtant plus ou moins long-tems dans les bains, qui, le long du Rhin (en dehors de nos frontières), lui servent d'étapes naturelles jusqu'en Suisse ou en Italie! Chacun sent également que ce n'est qu'en créant sur la rive gauche du Rhin les utiles établissemens que ces perpétuels visiteurs trouvent sur la rive droite, que l'on parviendrait à détourner en notre faveur quelques filets du torrent de ducats et de guinées qui remonte périodiquement le Rhin, mais sans jamais s'écarter de la rive droite de ce fleuve.

Ce que le goût et une administration éclairée ont fait pour une petite ville d'un des plus petits états de l'Europe (Baden), pourquoi ne l'essayerions-nous pas dans une des plus riches provinces d'un grand royaume! Pourquoi le seul établissement minéral que la grande efficacité de ses eaux et son heureuse exposition semblent le plus particulièrement appeler en France à partager l'extrême popularité dont jouissent les bains étrangers, ne deviendrait-il pas l'objet de la protection spéciale d'un Gouvernement qui partout ailleurs se plaît à contribuer au bien-être de ses provinces et étend également sa sollicitude sur leurs divers intérêts? Perdues dans les forêts, reléguées à l'extrême frontière, les sources minérales de Niederbronn doivent-elles à leur isolement, à leur éloignement du centre de l'administration suprême, de n'avoir pas encore été l'objet de ses soins conservateurs?

Puissions-nous, en appelant sur leur état actuel l'attention de nos concitoyens, éveiller leur patriotisme sur la conservation d'un établissement dont la prospérité ne saurait leur être indifférente; puissions-nous surtout, en démontrant la nécessité de sa reconstruction et en indiquant les avantages qui en résulteraient pour une grande partie de la France, contribuer à faire acquérir à nos bains les développemens nécessaires à leur existence et une importance digne des grands intérêts qu'ils doivent protéger!

Si, malgré les imperfections du système actuel, en dépit des inconvéniens qui en résultent pour ceux qui visitent Niederbronn, ses bains n'ont jamais entièrement cessé d'être fréquentés, il faut l'attribuer à l'influence que nos infirmités exercent sur nos résolutions. Bien plus éloquent que les suggestions de nos penchans, l'instinct qui nous porte impérieusement à alléger nos peines l'emporte sur toute autre impulsion et l'on peut être certain que, quelles que soient les difficultés, les dégoûts même attachés à leur usage, les eaux de Niederbronn continueront d'avoir des visiteurs aussi long-tems que la triste humanité aura des douleurs à y soulager. A ces baigneurs obligés on doit cependant ajouter un bon nombre de visiteurs qui ne s'y arrêtent guère, mais dont les fréquentes visites, et surtout l'affluence remarquable les jours de fêtes et dimanches, indiquent assez la propension des habitans de l'Alsace, de la Lorraine et du Palatinat, à fréquenter des bains dont la popularité survit ainsi non-seulement aux caprices de la mode, mais encore aux tristes suites de leur décadence.

Quels heureux résultats ne pourrait-on pas se promettre de ces favorables dispositions, si de convenables réparations et quelques constructions, nouveaux mais indispensables accessoires d'un tel établissement, répandaient au loin l'espoir de son entière restauration?

La simple manifestation de venir à son secours, n'a-t-elle pas déjà suffi pour exciter la plus louable émulation entre les habitans et les autorités locales! Ne les avons-nous pas vus avant la dernière saison, animés du même zèle, s'empresser tous de concourir aux mesures qui doivent relever leurs bains au rang que leur assigne l'incontestable mérite de leurs eaux. La reconstruction du pavillon de la source, son curement, le tracé de quelques nouvelles communications avec les environs et quelques autres améliorations, quoique l'on ne puisse réellement les considérer que comme les préliminaires d'autres plus importantes, n'ont-elles pas déjà, comme chacun peut s'en assurer, donné un nouvel aspect à Niederbronn, et n'y ont-elles pas aussi contribué à fixer une société déjà plus nombreuse et mieux composée.[1]

---

1 Les bains de Niederbronn ont effectivement compté en 1825 à peu près moitié en sus du nombre ordinaire de leurs hôtes

On ne peut donc se méprendre sur la faveur qui s'attache aujourd'hui, dans l'opinion publique, à tout ce qui a rapport aux embellissemens dont Niederbronn et ses environs seraient susceptibles. Il n'est pas un Alsacien qui ne sente vivement combien leur régénération serait avantageuse à la prospérité des provinces riveraines du Rhin, et qui, dans sa reconnaissance, ne soit prêt à saluer du nom de bienfaiteur de sa belle patrie, les esprits généreux qui obtiendraient à l'Alsace le complet rétablissement de ses bains.

Mais pour pouvoir en espérer les résultats que l'on serait en droit d'en attendre, il faut nécessairement que l'art, complétant à Niederbronn l'œuvre de la nature, vienne entourer de ses prestiges un établissement privé de ses accessoires les plus indispensables, et répande en même tems ses productions les plus gracieuses sur une contrée charmante qui, bien qu'un peu sauvage au moins jusqu'à présent, est digne sous tant de rapports de se voir l'objet des études d'un artiste.

Il ne s'agirait donc que de s'entendre sur le mode d'exécution d'une pareille entreprise, en déterminant ce que l'on *doit* et ce que l'on *peut* faire. Or rien n'est plus facile à établir que le programme d'un établissement dont tous les détails auraient été étudiés d'avance. Le tact délicat des convenances qui s'y rapportent, n'indiquera-t-il pas suffisamment la

---

habituels (900 au lieu de 5 à 600); tandis que ceux de Baden, et ceci est fort remarquable, éprouvaient en même tems une diminution notable parmi les leurs (8000 à peu près au lieu de 9000, terme moyen des dernières années).

nature et la disposition des accessoires et dépendances, tandis que l'examen approfondi des localités, la juste appréciation des moyens d'exécution et des obstacles qu'on aurait à vaincre, doivent à leur tour déterminer les modifications que les projets subiront dans leur ensemble ou seulement dans la disposition de leurs différentes parties.

Les travaux à entreprendre, soit créations entièrement nouvelles ou réparations et améliorations, seront nécessairement de deux espèces : ceux qui se rapportent aux bâtimens ou à l'établissement de bains proprement dits, et ceux qui ont pour objet d'en embellir les environs.

Parmi les premiers nous plaçons au premier rang, un *Vauxhall*, centre indispensable à toutes les réunions d'hommes pour peu qu'elles soient nombreuses et aient quelque durée. Ce local servant alternativement de promenade couverte le jour et de salle de danse ou de spectacle, voire même de salle de concert, la nuit, devra d'abord, et au plutôt, être mis à la disposition des baigneurs. Sa distribution intérieure réglée sur sa destination variable, sera naturellement telle qu'on puisse convenablement lui ajouter successivement ses dépendances ordinaires : un café, un restaurant, des salles et cabinets de jeux ou de lecture, etc.; en un mot, tous les accessoires dont les convenances sociales, aujourd'hui fort exigeantes, semblent désormais réclamer la présence dans un tel établissement. On pourra, vu l'exiguité des moyens dont on dispose (et bien qu'un pareil retard soit toujours nuisible), remettre à une autre époque les améliorations et créations extérieures à l'établissement ainsi que la construction de quelques-unes de ses dépendances, fort nécessaires sans doute aux bains, mais dont ils pourraient quelque tems encore se passer. En laissant de côté les bâtimens destinés à renfermer un système complet de bains publics, l'hospice, et peut-être un cabinet de curiosités minérales ou un musée d'antiquités (édifices que les ressources du nouvel établissement permettront plus tard peut-être d'élever autour de la promenade où se trouvent les fontaines), toujours il n'en est pas moins vrai que les travaux à entreprendre pour exécuter la partie des projets dont la prompte terminaison est indispensable à la prospérité de l'établissement, ne pourront jamais être proportionnés aux ressources dont on dispose présentement, parce que tout est à créer. Il est donc impossible, même en estimant au plus bas la dépense qu'occasionnera la construction d'un édifice nécessairement spacieux et bien décoré, qu'elle ne s'élève au moins aux sommes que le moindre fabricant est obligé de consacrer aux hangards destinés à son industrie (voyez plus bas, p. 47, une estimation approximative des dépenses). Et c'est cependant un objet d'intérêt public qui semble réclamer vainement de nos jours, non la magnificence généralement attribuée à ces sortes de monumens, mais les simples encouragemens nécessaires à son indispensable restauration! Ah! si l'industrieux citoyen, qui tenta si libéralement de donner aux eaux plus qu'innocentes de Bonne-Fontaine (près Saar-Union), une célébrité à laquelle la nature ne les avait pas destinées, eût pu consacrer ses honorables essais à des eaux pareilles à celles de Niederbronn, ses généreux efforts eussent été richement récompensés et nous devrions probablement aujourd'hui à l'esprit entreprenant d'un simple particulier, la prospérité d'un établissement du plus haut intérêt, dont vainement depuis vingt ans l'on s'efforce de relever les ruines.

Si les besoins, les caprices même d'une civilisation fort avancée, réclament impérieusement de grands changemens dans les distributions et dans les décors des édifices destinés aux réunions de baigneurs, s'ils y nécessitent l'introduction de bien des détails inconnus à nos ancêtres; la manière dont on envisage aujourd'hui les jardins, promenades ou paysages que peuvent présenter les environs d'un établissement de bains, n'exige guère moins de soins de la part de l'architecte qui peut un jour être appelé à en diriger les travaux. [1]

Un jeu de quilles et un verger d'un arpent pouvaient suffire aux paisibles amusemens de nos pères; il n'en est plus de même aujourd'hui que le sentiment des beautés de la nature, et le désir de se donner

---

1 Les Anglais et les Allemands ont principalement contribué à faire faire de grands progrès à cette partie de l'art, qui s'occupe plus particulièrement de la décoration extérieure et de la disposition pittoresque des environs d'une fabrique quelle qu'elle soit. Un amour-propre national mal placé ne nous empêchera pas d'avouer que les architectes anglais, dont généralement les productions sont à une si grande distance de celles de nos artistes, ne leur soient pourtant infiniment supérieurs dans l'art d'embellir les paysages et d'en disposer savamment les effets sur un terrain donné. A l'exception de M. de Girardin (propriétaire d'Ermenonville et auteur d'un estimable Traité des jardins anglais), Helfpenny n'a pas encore rencontré de rival dans ce

partout ses aises, ont gagné tout le monde. L'opinion et la mode, ces deux tyrans des sociétés humaines, exigent impérieusement que les lieux où se réunissent les hommes leur procurent de piquantes distractions, des tableaux gracieux et une grande variété de promenades; aussi devons-nous remarquer que les lieux célèbres par leurs bains, lorsque les localités ne se sont pas absolument opposées à ce genre de régénération pittoresque, offrent aujourd'hui des tableaux dont l'agréable influence a peut-être autant de part aux heureux effets des eaux que ces eaux elles-mêmes. On ne doit donc plus s'étonner si de nos jours le soin de créer autour des édifices des paysages qui les fassent valoir, ou en d'autres termes, si l'obligation de convertir en un vaste jardin anglais les environs d'un pareil établissement, est une des parties de son art dont l'artiste peut le moins négliger l'application.

Donner une direction variée aux nombreux sentiers qui vont lier les points les plus intéressans des lieux qui vous entourent, leur faire décrire au loin les

---

grand nombre d'artistes qui, depuis 1780 à peu près, ont importé chez nous le goût de ce genre de jardins : car nous ne confondrons pas avec les décorateurs à l'anglaise Mansard et Lenôtre, immortels ordonnateurs de nos résidences royales, qui ont suivi dans leurs admirables compositions l'ordonnance des magnifiques *villas* d'Italie. Leurs froids imitateurs ont seulement donné naissance à cette espèce de jardins appelés français : monstruosités mixtes qui, malgré la symétrie et l'éclat de leurs compartimens sablés, leurs ifs taillés, leurs pauvres eaux, etc., seront toujours le plus triste et le plus absurde de tous les travestissemens qu'un goût faux et prétentieux puisse imposer aux productions de la nature.

courbes les plus gracieuses; préparer un lit et une chute convenables aux ruisseaux de la vallée ou aux torrens de la montagne, dont le cours artificiellement tourmenté, va bruire en cascades contre les obstacles qu'on lui oppose; ménager enfin d'industrieuses percées à travers le fourré, afin d'en obtenir de nouveaux points de vue; telles seraient une partie des difficultés dont la décision est entièrement abandonnée au goût et au jugement de celui qui doit créer un paysage. Car, hâtons-nous de l'avouer, aucun précepte de l'art, aucune règle fixe ne peut le guider quand on lui confie la flatteuse, mais délicate mission de disposer les beautés naturelles (parfois encore confuses) d'un site; non pour y corriger ou orner la nature, mais pour mettre ses effets les plus piquans à notre portée, en les dégageant convenablement et en nous en facilitant l'accès ou du moins la jouissance.

Le choix des points de vue ou des stations que ses soins prévoyans devront orner de bancs, de charmilles ou terminer par un pavillon rustique; la détermination des ornemens à donner aux différentes fabriques que l'on peut successivement élever autour de Niederbronn; celle de leurs proportions (qu'il sera convenable de déduire de leur éloignement plus ou moins grand, ou de leur élévation relativement aux lieux d'où l'on doit principalement les apercevoir); mille autres considérations analogues, dont on n'apprécie guère l'importance, alors même que l'on jouit des résultats de leur observation, devront enfin à leur tour exercer la sagacité de l'architecte chargé de la décoration extérieure.

Mais ce dont on ne s'aperçoit que trop, c'est l'augmentation de dépenses qu'occasionne nécessairement l'exécution de cette partie des projets qui n'a pour but que l'embellissement des environs de Niederbronn. Sans entrer dans le détail des terrassemens, des excavations et des plantations qu'il sera nécessaire d'entreprendre; sans évaluer ici le nombre et la grandeur des bosquets à établir ou des bouquets d'arbustes à disposer çà et là par groupes (dont bien entendu on combinera en même tems les masses et la teinte plus ou moins heureusement avec celles des paysages dont ils font partie) : on pressent que, même en opérant avec beaucoup d'ordre et d'économie, ces différentes opérations entraîneront toujours assez de dépenses présumables pour augmenter de beaucoup la somme que l'on devra destiner à l'ensemble des établissemens projetés. Il s'agirait donc, en envisageant le montant de ce dont il est impossible d'éluder l'exécution, de déterminer les moyens que l'on pourrait lui consacrer.

Le plan général étant arrêté et discuté d'avance, on s'efforce d'abord naturellement, en calculant la mutuelle dépendance de ses parties, d'en répartir l'exécution et par conséquent la dépense sur le plus grand nombre d'années possible. Cependant de véritables motifs d'économie, aussi bien que des considérations de solidité, n'en exigeront pas moins que la plus grande partie des travaux (les plus importans précisément) scient terminés dans les deux premières années au plus tard. Il devient donc impraticable d'en ralentir le parachèvement de façon à ce que les frais puissent être couverts par les fonds dont on disposerait d'année en année, quoique l'augmentation annuelle de ces ressources puisse d'abord paraître capable d'activer de plus en plus les travaux et d'en obtenir à la fin de fort grands résultats. On ne doit pas perdre de vue que cette prospérité future sur laquelle on hypothéquerait ainsi la restauration successive de l'établissement, en est précisement un effet qui ne peut conséquemment se manifester avant la cause qui doit la produire. En se contentant d'employer annuellement les ressources de la commune (et il nous répugne d'en accuser ici l'exiguité), on réduirait donc tellement les résultats des constructions exécutables chaque année, que les dernières ne seraient pas terminées qu'il faudrait déjà s'occuper de la réparation des premières ; ce qui (si tant est qu'une pareille marche soit possible) reculerait, au moins indéfiniment, l'époque à laquelle les sacrifices faits par les localités doivent enfin leur devenir profitables.

Ce serait peut-être l'occasion d'indiquer ici à nos lecteurs, mais sans vouloir en rien influencer leur opinion, une source de revenus qu'on eût pu consacrer à l'établissement des bains de Niederbronn, comme on n'a pas manqué de le faire de l'autre côté du Rhin, à ceux de Baden. Nous voulons parler du privilége des jeux de hasard. Chacun sait que cette cruelle spéculation sur les passions et la faiblesse des hommes est la source, fort impure il est vrai, de très-grands profits. Aussi, quoique repoussée depuis long-tems par la philosophie du siècle et la philantropie du jour, cette fiscale tolérance du plus hideux de nos vices semble-t-elle perdre de sa criminalité dans la capitale; bien que cependant, à en juger par l'énormité de ses produits, son action y soit bien autrement désastreuse pendant toute l'année, qu'elle ne le serait durant une seule saison en province. Comme les encouragemens qu'ils servent à décerner aux lettres peuvent ne pas paraître plus nécessaires à quelques esprits chagrins, que ceux qu'on accorderait à l'industrie naissante de nos montagnes; on pourrait peut-être, puisque leur destination les purifie de leur tache originelle, avoir quelque apparence de raison à réclamer une légère fraction de ces *déplorables* millions, pour suppléer chez nous, en les consacrant à une entreprise utile, nécessaire même, à l'insuffisance de nos ressources et à l'impossibilité où l'on nous tient de nous en procurer par une voie dont l'immoralité scandaleuse au plus haut point sur les bords du Rhin, paraît cependant si tolérable sur ceux de la Seine. Nous pourrions même ajouter à l'appui d'une opinion aussi conciliatoire : que, bien différentes de celles de Paris, toujours sollicitant les passions des classes ouvrières et commerçantes, les roulettes à Niederbronn, ainsi que leurs sœurs de Baden, n'agiraient que sur les bourses fort endurantes de ceux qui bien sciemment s'exposeraient à leur fréquentation ou se déplaceraient exprès pour y porter leur tribut, ainsi que cela se fait annuellement chez nous avec cette différence seulement que les résultats demeurent entièrement à l'avantage des établissemens étrangers. Qu'on accorde aux joueurs de la rive gauche, et Dieu sait s'il y en a! deux mois de jeux à Niederbronn, et l'on verra bon nombre de prétendus baigneurs porter de préférence aux bains nationaux le *genre d'infirmité* dont ils sont affligés. Pour ce qui est de l'importance dont la licence des jeux de hasard à Niederbronn pourrait être pour ses établissemens, nous sommes à même de rapporter des offres infiniment avantageuses à cet établissement, que fut chargé de faire il y a quelques années un habitant fort recommandable de cette ville que nous pourrions citer au besoin. Nous ne savons si nous devons ou non regretter d'être obligé d'ajouter que des considérations éminemment morales sans doute, ne permirent pas alors d'agréer des offres dont l'acceptation, moyennant la simple concession du privilége des jeux, aurait rendu depuis long-tems à ces bains une prospérité que tout le monde appelle de ses vœux, mais que personne ne seconde par ses œuvres. Toujours est-il certain, que Paris parvint ainsi, pour la plus grande gloire de la morale publique, à conserver le monopole des vices.

Si telle est donc la fatalité qui semble régir les destins de Niederbronn, qu'il lui soit à peu près impossible d'exécuter par elle-même d'urgentes améliorations dont il lui est cependant interdit de laisser gratuitement le soin à un tiers; il devient nécessaire, dans l'hypothèse du rétablissement de ses bains, de déterminer la nature des ressources qui doivent suppléer à l'insuffisance de celles que présentent les localités. Les moyens dont Niederbronn peut ou pourra disposer étant particulièrement disproportionnées aux dépenses extraordinaires que nécessiteront, au moins pendant les premières années, les travaux à entreprendre; il s'en suit évidemment que cette commune est dans l'obligation de chercher au dehors les fonds qui lui manquent : ou en d'autres termes, qu'elle se trouve dans la nécessité de recourir à un emprunt dont le remboursement ne peut être imputé que sur les produits futurs de ses bains, en les supposant toutefois disponibles au bout d'un certain tems. Or cette disponibilité n'est guère probable, ou du moins fort vague quant à l'époque où elle pourrait avoir lieu. Car, supposons la série des constructions projetées entièrement terminée ; leur entretien, les améliorations dont on les jugera susceptibles, les accessoires enfin de toute espèce, dont long-tems encore on se verra obligé de les enrichir ; bien plus encore les constructions nouvelles dont on n'a pu prévoir l'urgence ; seront autant de motifs d'autres dépenses dont l'opportunité ne deviendra que successivement évidente, mais dont il nous est aussi impossible de prévoir d'avance l'à-propos que d'en préjuger le montant. Il serait donc pour le moins imprudent d'engager par un tel système d'extinction l'avenir d'un établissement pour en assurer les premiers développemens, que rien après cela ne viendrait protéger. Ne serait-ce pas à peu près relever momentanément les bains de Niederbronn, pour en rendre la chute plus certaine, que de leur enlever ainsi pour long-tems [1] la faculté d'entretenir leur établissement naissant et les moyens de subvenir à ses dépenses imprévues.

---

1 Vu la disproportion qui doit nécessairement se trouver entre le montant des frais de la restauration des bains et la partie de leurs revenus qui pourrait ensuite être annuellement consacrée à couvrir les premiers déboursés et leurs intérêts.

De ce que nous avons dit ci-dessus sur la destination forcée qu'auraient encore long-tems la plus grande partie au moins des revenus des bains, il résulte qu'il est impossible d'en concéder l'exploitation à un fermier qui se chargerait de l'entreprise moyennant diminution du canon; parce qu'il nous semble qu'en donnant à son bail une longueur telle qu'il puisse se mettre à couvert des premiers déboursés qu'il serait obligé de faire pour rétablir les bains, il pourrait bien, avant d'y parvenir, se trouver dans l'alternative de les reconstruire de nouveau ou de voir s'évanouir les avantages résultant de leur premier rétablissement. D'ailleurs, si l'administration locale n'a pas la direction d'une entreprise qui doit créer une industrie avantageuse à toute la contrée, les dispositions introduites sans la participation de ses habitans dans l'économie intérieure d'un établissement soustrait à leur surveillance, ne pourraient-elles pas tromper leur attente ?....

Quant à la coopération des capitalistes que l'on réduirait au rôle passif de bailleurs de fonds, en exécutant les plans projetés au moyen d'un nombre convenable d'actions dont les porteurs se contenteraient de toucher le dividende ; cette manière d'opérer serait évidemment plus profitable aux intérêts de la commune de Niederbronn ; mais elle aurait le grave inconvénient de ne pas séduire beaucoup d'actionnaires, parce qu'aux désavantages qui pourraient, comme dans l'hypothèse précédente, écarter d'une telle entreprise ceux à qui l'on en eût laissé la direction, se joindrait ici le désagrément de compromettre ses intérêts sans pouvoir même les défendre !

Il resterait cependant encore à cette malheureuse et intéressante commune la cruelle ressource d'aliéner ses droits de propriété sur les sources elles-mêmes, en faveur de quelque société de spéculateurs qui, profitant de l'impuissance où les indigènes se trouvent de tirer un parti avantageux des ondes qu'elles leur dispensent, les exploiteraient à leur compte ; et c'est ainsi que quelques heureux spéculateurs, jouissant seuls des avantages que le Ciel destinait à toute une contrée, en deviendraient, à peu près de fait, les seigneurs suzerains!..... Mais, fort heureusement, les choses n'en sont pas encore là : car, outre les difficultés communes à toutes les autres transactions communales, cette mesure, qui blesserait toutes les opinions et tous les intérêts, n'obtiendrait certainement l'assentiment d'aucun administrateur : parce qu'elle aurait par-dessus toute chose le grand défaut de réduire une question d'intérêt public aux proportions mesquines d'une spéculation privée dont l'immédiate et désastreuse conséquence pour Niederbronn serait de désintéresser cette commune dans l'amélioration et la prospérité future de ses bains.

Nous pouvons donc conclure de l'examen des différentes manières dont on peut envisager la situation financière de la commune de Niederbronn, qu'il lui est absolument impossible de trouver d'une façon ou d'autre dans ses propres ressources de quoi subvenir convenablement aux dépenses qui résulteront nécessairement de l'exécution d'une entreprise dont on reconnaît cependant unanimement l'utilité et l'à-propos.

Le département pourrait-il suppléer à ce déficit?

Encore moins ; car, malgré l'extrême bonne volonté de ceux de nos concitoyens qui sont appelés à en discuter les intérêts, il ne leur a pas été loisible d'augmenter les faibles secours que Niederbronn en reçoit sur les centimes facultatifs. Ces 3 ou 4000 francs arrachés annuellement à d'autres misères, prouvent sans doute l'intérêt qu'inspire généralement le rétablissement de Niederbronn ; mais en donnant un nouveau témoignage de la continuelle sollicitude de nos notables, la faiblesse de ce secours, suffisant à peine pour couvrir les travaux préparatoires, ne donne-t-elle pas en même tems une démonstration non moins convaincante de l'insuffisance des ressources que cette commune ou le département peuvent y consacrer ? Il résulte donc de ce que l'on vient de lire que la puissante intervention de l'Administration supérieure peut seule assurer à nos Vosges les précieux avantages que la nature semblait leur avoir promis.

Il ne nous appartient pas de déterminer jusqu'à quel point des intérêts locaux qui tiennent, on ne peut le nier, de si près aux intérêts généraux de la France, peuvent paraître dignes de l'appui de son Gouvernement et mériter sa coopération dans une entreprise qui aurait particulièrement les plus heureuses conséquences pour toute l'Alsace. [1]

Nous devons cependant ajouter que l'indifférence

---

1 Malheureusement les industrieux départemens du Rhin forment l'extrême frontière et, relégués à la circonférence d'un cercle dont le centre absorbe toute l'activité, s'en trouvent trop éloignés pour pouvoir se ressentir de la vivifiante splendeur de la capitale : mais pas assez cependant pour être dispensés d'en entretenir le somptueux pavé.

que l'on témoignerait pour la prospérité de cette intéressante province, serait ici d'autant plus déplorable que les secours que paraît réclamer la situation actuelle des bains de Niederbronn, se réduisent à l'appui qu'il serait indispensable d'accorder aux premiers efforts qui doivent seuls décider de leur heureuse régénération ou de leur entier abandon.[1]

---

[1] Nous croyons devoir placer ici un aperçu approximatif des sommes auxquelles pourraient monter les travaux qui semblent devoir être terminés le plus promptement possible. Ces dépenses, dont il serait fort inutile de rapporter ici les sous-détails, mais dont l'évaluation entièrement hypothétique est calculée au plus bas, porteraient sur :

1.° Les travaux préparatoires, achats de terrain, nivellement, etc., estimés monter à peu près à . . .	5000^f
2.° Construction de l'établissement central, Vauxhall ou promenade couverte, salles servant à la danse, aux fêtes extraordinaires, etc.; café et salles de lecture et de jeux, restaurans avec cabinets, cuisines, magasins, etc.	80000
3.° Bâtiment de service, grands appartemens, ceux des employés, service, grand commun, celliers, hangards, écuries, remises, etc.	25000
4.° Ameublemens, lustres, glaces, tentures, billards, etc.	23000
5.° Promenades, fontaines, aqueducs, nouvelles plantations, clôture, etc.	4500
6.° Nouvelles latrines.	1800
7.° Partie des embellissemens extérieurs qu'il est indispensable d'exécuter de suite, comme : ponts, plantations nouvelles, chemins, percées, bancs, gloriettes, etc.	21000
Total	160300^f

Déjà en 1822 le Conseil général du département reconnut la nécessité de cette intervention du Gouvernement, en adoptant les conclusions pleines de force et de logique d'un rapport qu'il se fit faire à cet effet par un de ses membres, depuis long-tems infatigable et zélé défenseur des établissemens de Niederbronn; ces conclusions tendaient à leur faire accorder : par le département, 30,000 francs sur les centimes facultatifs, et par le Gouvernement, 60,000 francs sur les centimes centralisés, et de plus l'autorisation d'aliéner une partie de forêt qui n'est d'aucun rapport pour cette commune. Mais cette proposition n'eut pas d'autres suites pour le moment que d'acquérir à son auteur de nouveaux titres à la reconnaissance de ses concitoyens.

Cet intéressant établissement doit-il périr, lors-

Report d'autre part, Total. . . . 160300[f]

Les ressources immédiatement disponibles n'excéderont guère	10000[f]	45000
La vente des forêts communales dites *Hochenrœdlen* et *Sandholz*, d'une contenance de 56 hectares 31 ares, peut produire de 30000 à	35000	

Reste donc non couvert . . . . 115300[f],

somme dont il serait nécessaire de pouvoir disposer, si l'on veut procéder convenablement à la réorganisation d'un tel établissement où tout est à créer.

Ne sont pas compris dans cette évaluation les dépendances naturelles des bains, comme hospice, musée, bains publics, logemens particuliers, etc., qu'on s'efforcerait d'établir successivement, ainsi qu'une partie des embellissemens extérieurs, avec les produits mêmes de l'établissement.

qu'une faible avance de 120 à 150,000 francs le mettrait à même de poursuivre ensuite seul le cours de ses prospères développemens? Espérons que non, et plaisons-nous à croire que les dépositaires du pouvoir, ceux dont les talens ont été honorés de la confiance du Souverain, daigneront, dans les vrais intérêts de l'état confiés à leurs soins, intervenir dans la décision d'une question qui est pour tout un canton celle de son existence. Jamais, sans doute, la bienfaisante protection du Gouvernement ne s'étendit sur une plus louable entreprise; jamais du moins des conséquences aussi avantageuses et aussi générales ne parurent devoir résulter d'aussi faibles sacrifices, car, nous le répétons, une fort légère partie des immenses ressources de notre florissante patrie suffirait pour relever un établissement qui peut un jour contribuer à sa gloire et à son bien-être.

Puissent l'unanimité des efforts tentés jusqu'à ce jour par les citoyens les plus recommandables de ce département, et la constante sollicitude des magistrats qui veillent à ses plus chers intérêts, faire apprécier la convenance d'une telle mesure et obtenir cet indispensable secours de la munificence royale, ou du moins nous le faire accorder sur les fonds réservés pour de pareils objets d'intérêt public sous le nom de centimes centralisés. Une faible partie des fonds alloués à titre d'encouragement aux théâtres, aux lettres et aux arts; quelques éclaboussures des millions consacrés aux interminables embellissemens d'une capitale déjà si belle, suffiraient probablement pour ranimer l'activité et l'industrie sur nos frontières et rendraient peut-être une partie de son ancienne prospérité à une province à laquelle le monopole des tabacs et la nullité du transit ont déjà, concurremment avec deux invasions et une occupation militaire, fait éprouver tant de pertes.

TABLEAU COMPARATIF

DES

ANALYSES DEPUIS 1752.

L'exacte détermination de la composition des eaux étant de la plus haute importance pour un établissement de bains, nous avons cru devoir réunir en un seul tableau (et en regard les unes des autres), non-seulement les analyses des eaux de Niederbronn faites à différentes époques et réduites uniformément en décimales de grains, mais encore les modifications qu'elles ont éprouvé en passant dans plusieurs ouvrages scientifiques.

1752 Spielmann (Leuchsenring). 1762 Coliny. 1769 Guerin. 1779 Petri. 1783 Roth, etc.	1787 Gerard. 1806 Graffenauer.	1810 La précédente, reproduite dans l'Annuaire du Bas-Rhin, mais avec d'importans changemens.	1809 Gerboin et Hecht.	1819 Virey.	Synonymie selon les nouvelles doctrines chimiques.
Grains.	Grains.	Grains.	Grains.	Grains.	
Sel marin 24,75	Sel marin 37,75	Muriate de soude . . 32,00	Muriate de soude. . 33,30	Muriate de soude. . 37,65	Hydrochlorate de soude.
Terre de sel marin. . 0,50					Soude.
Acide vitriol. libre. 2,00					Acide sulfurique.
	Sélénite 0,33		Sulfate de chaux . . 0,18	Sulfate de chaux . . 0,28	Sulfate de chaux.
	Acide crayeux . . . 0,50				Gaz acide carbonique.
		Carbonate calcaire . 1,00	Carbonate de chaux. 0,90	Surcarbon. de chaux 0,94	Surcarbonate de chaux.
	Terre de magnésie . 0,50				Magnésie.
		Carbonate de magnésie. 5,00	Carbonate de magnésie 0,42	Surcarbonate de magnésie. 0,47	Surcarbonate de magnésie.
	Terre calcaire effervescente. 1,00				Chaux.
Safran de Mars, fort peu. .	Craie martiale . . . 0,13	Carbonate de fer. . . 0,13	Carbonate de fer . . 0,15	Surcarbonate de fer. 0,09	Surcarbonate de fer.
Sel de Glauber. . . 0,75	Sel marin de magnésie 1,50	Muriate de magnésie 1,25	Muriate de magnésie 3,60	Muriate de magnésie 3,76	Hydrochlorate de magnésie.
	Sel marin calcaire . 8,00	Muriate de chaux. . 8,00	Muriate de chaux. . 5,90	Muriate de chaux . . 5,65	Hydrochlorate de chaux.
Terre vitrifiable . . 0,75	Terre quarzeuse (*en suspension*) . 0,13				Silice.
Terre alumineuse . . 0,50	Argile pure (*idem*) 0,13				Alumine.
Huile de pétrole, fort peu.					Asphalte, bitume.

L'analyse

L'analyse due aux soins de MM. Gerboin et Hecht est jusqu'à présent la seule qui réunisse d'une manière satisfaisante la précision numérique à la détermination raisonnée des substances qui minéralisent ces eaux. On doit cependant tenir compte d'une erreur assez grande qui s'est glissée dans l'évaluation décimale des muriates de magnésie et de chaux (voyez le texte même du Mémoire de ces Messieurs dans les Annales de chimie).

L'analyse qui d'après sa date (1819), paraît être la plus nouvelle, celle que nous empruntons à la Pharmacie de Virey (pag. 216), présente exactement les mêmes substances, mais dans des proportions fort différentes; cependant M. Virey n'indiquant ni l'époque ni les auteurs de cette analyse, il se pourrait qu'elle soit réellement, malgré la date récente de son ouvrage, fort antérieure à celle de MM. Gerboin et Hecht, ou même une simple modification d'une des analyses qui la précèdent dans le tableau.

TABLE DES MATIÈRES.

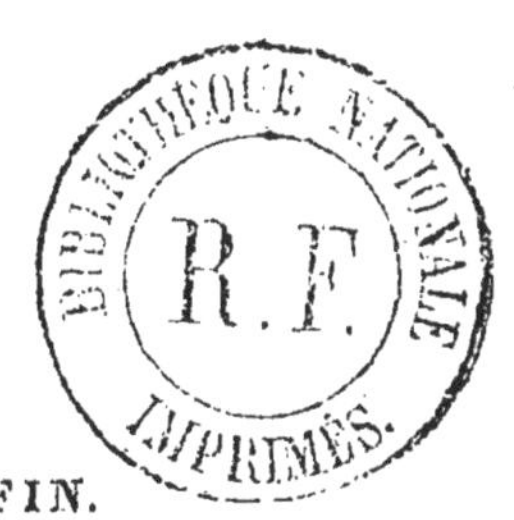

FIN.

www.ingramcontent.com/pod-product-compliance
Ingram Content Group UK Ltd.
Pitfield, Milton Keynes, MK11 3LW, UK
UKHW021141230726
13926UKWH00002B/883

9 782014 096552